DIETA

CETOGÉNICA

La Dieta Cetogénica Completa, Libro De Cocina
Para Principiantes: Deliciosas Recetas De La Dieta
Cetogénica Para Principiantes Para Bajar De Peso

@ Joel May

Publicado por Adam Gilbin

@ Joel May

La Dieta Cetogénica Completa, Libro De Cocina

Para Principiantes: Deliciosas Recetas De La Dieta

Cetogénica Para Principiantes Para Bajar De Peso

ISBN 978-1-990053-37-5

TABLE OF CONTENTS

Keto Bacon Mini Frittata

Ingredientes:

- 9 huevos, batidos

- 1/3   taza 13   0 ml de leche de coco de lata

- 1 taza picado espárragos aprox. 7 - 9 lanzas

- 5 rebanadas de tocino, cortado en cubitos

- 3   cucharadas de cebolla picada

- Sal y pimienta para probar

Instrucciones:

1. Precaliente el horno a 400 F 175 C .
2. Cocina el tocino cortado en cubitos en una sartén.

3. Mezcle todas las verduras picadas, el tocino cocido, los huevos batidos y la leche de coco en un tazón grande.

4. Vierta la masa en moldes para muffins para 13 mini quiches .

5. Hornee durante 3   5-30 minutos hasta que la mitad de los muffins ya no esté líquida.

Ensalada De Huevo Simple

Ingredientes:

- 5 huevos duros, pelados

- 1/3 cucharada de mostaza agregue más al gusto

- 1/3 cucharada de mayonesa opcional; consulte aquí para obtener una receta o aquí para comprar esta mayonesa Paleo en línea

- [Opcional] 1 cucharada de pepinillos picados

- sal al gusto

Instrucciones:

1. Corta los huevos duros en trozos pequeños.

2. En un tazón, combine con la mostaza, la mayonesa y la sal. Mezclar bien.

Cazuela Keto De Pollo Y Champiñones

Ingredientes:

- 30 champiñones blancos 300 g , cortados por la mitad

- 3   oz de col rizada 57 g

- Sal y pimienta negra recién molida

- Ramitas de romero adicionales para decorar opcional

- 5 cucharadas de aceite de aguacate 30 ml , para cocinar con

- 9 muslos de pollo con piel 1,3kg

- 1 cebolla mediana 110 g , pelada y en rodajas finas

- 3 dientes de ajo 9 g , pelados y picados

- 3   cucharadas de romero fresco 7 g , picado

Instrucciones:

1. Precalienta el horno a400   ° F 200 ° C .
2. Agregue aceite de aguacate a una sartén y dore los muslos de pollo con la piel hacia abajo hasta que estén dorados y crujientes, luego voltee los muslos y cocine el otro lado durante uno o dos minutos.
3. El pollo no está cocido en este momento, pero se terminará en el horno.
4. Retirar con cuidado de la sartén y colocar en una fuente para asar.

5. Usando el aceite sobrante en la sartén, cocine las cebollas en rodajas, el ajo y el romero y cocine a fuego lento-moderado para ablandar las cebollas por completo.

6. Sube el fuego y sigue cocinando las cebollas unos minutos más hasta que se pongan atascos.

7. Agrega los champiñones a la sartén durante unos minutos.

8. Coloque los champiñones y la cebolla confitada en la bandeja para asar alrededor de los trozos de pollo y coloque el plato en el horno durante 3   0 minutos.

9. Mientras tanto, echa la col rizada en un poco más de aceite de oliva.

10. Después de 3   0 minutos, aumente la temperatura del horno a 510 F 310 C y

retire la bandeja del horno mientras se calienta.

11. Esparce la col rizada aceitada dentro y alrededor del plato, luego devuelve el plato al horno por 5 minutos más.

12. Sazone con sal y pimienta negra recién molida, así como ramitas de romero adicionales, luego sirva en la mesa para que

Café Cetogénico – Tradicional

Ingredientes:

- que sepa que puede manejarlo!

- 1 cucharada 15 ml de ghee

- 1 taza 3   5 0 ml de café negro

- 1/3   cucharadita 3   ml de aceite MCT
  ¡agregue más una vez

Instrucciones:

1. Mezcla muy bien.

Ensalada De Brócoli Y Tocino Con Cebolla Y Crema De Coco

Ingredientes:

- 3   0 rebanadas de tocino, picadas en trozos pequeños

- 1 taza de crema de coco

- sal al gusto

- 1 libra de floretes de brócoli

- 5 cebollas rojas pequeñas o 3   grandes, en rodajas

Instrucciones:

1. Cocine el tocino primero y luego cocine las cebollas en la grasa del tocino.

2. Blanquea los floretes de brócoli o puedes usarlos crudos o dejarlos más suaves hirviéndolos .

3. Mezcle los trozos de tocino, las cebollas y los floretes de brócoli junto con la crema de coco y la sal al gusto.

4. Sirve a temperatura ambiente.

Beef Teriyaki Con Sésamo Y Col

Ingredientes:

- 1 cucharada de semillas de sésamo 20 g

- 1 cucharadita de aceite de sésamo 5.5 ml

- 3   cucharadas de aceite de aguacate 30 ml

- 10 champiñones blancos 110 g , en rodajas

- 3   oz de col rizada 57 g

- Sal y pimienta al gusto

- 3   cucharadas de salsa tamari sin gluten o aminoácidos de coco 35 ml

- 1 cucharada de puré de manzana 20 ml

- 3   dientes de ajo 7.5 g , picados

- 1 cucharada de jengibre fresco 5.5 g , picado

- 3   filetes de solomillo de ternera 5 10 g elija un filete bien

- veteado , en rodajas

Instrucciones:

1. Batir la salsa tamari, la compota de manzana, el ajo y el jengibre en un bol.
2. Agrega el solomillo en rodajas y deja marinar mientras preparas el resto de los ingredientes.
3. Tostar las semillas de sésamo en una sartén caliente y seca hasta que estén doradas. Retirar y reservar.
4. Calentar el aceite de aguacate en un wok grande o sartén y añadir los champiñones, cocinando hasta caramelizar.

5. Agregue las rodajas de bistec y la marinada y fría durante 3   -3 minutos, agregando la col rizada hacia el final, revolviendo en la mezcla para que se marchite suavemente.

6. Agregue el aceite de sésamo y sal y pimienta al gusto.

7. Sirva sobre arroz de coliflor cocido si lo desea y cubra con semillas de sésamo tostadas.

Sartén De Fideos Celofán Con Mango

Ingredientes:

- 1 lata de mango

- 1 cucharada de curry

- Sal

- 1 cucharada de harina de maíz

- A gusto: caldo vegetal granulado

- 1 cebolla

- 1 taza de crema

- 1 taza de leche

- 3 cucharadas de aceite de oliva

- 160 g de fideos celofán

- 510g de brócoli congelado

- 3   10g de puerros congelados

Instrucciones:

1. Prepare los fideos celofán según las instrucciones del empaque.
2. Descongele el brócoli y el puerro y escúrralos.
3. Pele la cebolla y córtela en tiras.
4. Ponga el aceite en una sartén y caliente.
5. Agregue la cebolla y el puerro y fríalos hasta que estén translúcidos.
6. Añada el brócoli y fría durante 5 minutos.
7. Desglasee con crema y leche.
8. Sazone con sal y curry al gusto.
9. Escurra el mango, córtelo en trozos pequeños y añádalo a la salsa.
10. Agregue los fideos y mezcle.

Fideos Verde-Rojo

Ingredientes:

- 3   zanahorias

- 3   chalotas

- 3   calabacines

- 3   pimientos amarillos pequeños

- 3   pimientos anaranjados pequeños

- 1 pimiento picante

- 1 lata de tomates con trozos

- 3   manojos de hierbas

- 3   cucharadas de pasta de tomate

- 1 cucharada de aceite de oliva

- Pimienta

- Sal

Instrucciones:

1. Lave los pimientos, quítele las semillas y las cáscaras blancas a las frutas y córtelos en dados.
2. Pele y trocee las chalotas.
3. Lave, despeje y pique el pimiento picante.
4. Vierta el aceite en una sartén recubierta y caliente.
5. Añada el pimentón, la chalota, el chile y sofría.
6. Lave las zanahorias y pélelas si es necesario.
7. Lave los calabacines.
8. Procese las zanahorias y los calabacines con el rallador en espiral.

9. Agregue los fideos vegetales a los pimientos y la mezcla de chiles y fríalos mientras los revuelve.

10. Agregue los tomates y el jugo enlatado.

11. Agregue la pasta de tomate y mezcle.

12. Sazone con sal, pimienta y hierbas.

Carne, Salchichas Y Aves De Corral

Ingredientes:

- 1   manojo de perejil

- 3 cucharadas de pan rallado 510 g de carne picada mixta

- 310 g de fideos celofán

- 110 g de jamón

- 3   huevos

- 1 cebolla

- alternativa: rallar un pan

- Algunas tiras de tomate-paprika celofán

- 1 cucharadita de pimienta

- Sal

- Aceite de colza

Instrucciones:

1. Pele y pique la cebolla.
2. Enjuague el perejil, agítelo y córtelo en trozos.
3. Ponga la carne picada en un bol y añada la cebolla.
4. Agregue los huevos y el pan rallado.
5. Amase el conjunto hasta obtener una masa de carne lisa.
6. Sazone con sal y pimienta.
7. Divida la masa en ocho porciones y aplánela.
8. Corte el jamón en rodajas y colóquelo en los platos de masa.
9. Coloque los platos de masa de carne sin recubrir sobre los platos recubiertos.

10. Cocine la pasta según las instrucciones del paquete.

11. Coloque el aceite de colza en una sartén recubierta y caliente.

12. Añada las albóndigas y dórelas por ambos lados.

13. Corte las albóndigas terminadas y espolvoree con perejil.

14. Adorne las albóndigas con las tiras de tomate y pimentón y sirva con los fideos.

Rollitos De Jamón Y Huevo

Ingredientes:

- Nuez moscada

- 5 lonchas de jamón crudo

- 1 huevo

- 3 cucharadas de Emmental rallado

- 1 cucharadita de aceite

- Sal

- Pimienta

Instrucciones:

1. Ponga el queso en un bol.
2. Bata el huevo en el bol y mezcle con el queso.

3. Sazone con sal, pimienta y nuez moscada.

4. Enrolle la mezcla en salchichas pequeñas.

5. Enrolle una loncha de jamón alrededor de la salchicha de queso.

6. Ponga el aceite en una sartén recubierta y caliente.

7. Añada las salchichas de queso y dórelas por todos los lados.

8. Sirva sobre hojas de ensalada.

Brochetas De Salchicha

Ingredientes:

- Brochetas

- 310 g de salchicha cocida

- 10 rebanadas de tocino rayado

- 1 cucharada de aceite de colza

- 1 cucharadita de pasta de tomate

Instrucciones:

1. Unte las rebanadas de tocino con pasta de tomate.
2. Corte el embutido en trozos de 3 cm de ancho.

3. Extienda las lonchas de salchicha sobre las lonchas de tocino.

4. Enróllelas y póngalas en pinchos.

5. Vierta el aceite en una sartén recubierta y caliente.

6. Añada las salchichas de tocino a la sartén y fríalas hasta que estén doradas.

Sugerencia

Ingredientes:

- 510 g de tártaro

- 5 yemas de huevo

- 1 cebolla

- Sal

- Pimienta

- Pimentón

- Al ajillo

- Alcaparras

- Zumo de limón

Instrucciones:

1. Ponga el tártaro en un tazón.

2. Añada el zumo de limón y amase.

3. Extienda el tártaro en platos.

4. Presione un hueco en el centro del tártaro y ponga la yema de huevo en el hueco.

5. Añada la sal, la pimienta, el pimentón, el ajo y las alcaparras por separado.

Frittata De Champiñones Y Espinacas

Ingredientes:

- taza de crema espesaSal

- a gusto

- 3   cucharadas de mantequilla sin sal 140 gramos

- de tocino 1

- 1/3   taza de champiñones marrones, en rodajas

- 3   tazas de espinacas frescas9 huevos

- grandes1

Instrucciones:

1. Precalentar el horno a 360F.

2. Derrita la mantequilla en una sartén de hierro fundido a fuego medio.

3. Añada el tocino y cocine hasta que esté crujiente. Retire y deje a un lado.

4. 5 . Añada los champiñones a la misma sartén y cocine por 5 minutos.

5. Vuelva a poner el tocino y añada las espinacas.

6. 7 . Cocinar hasta que las espinacas se marchiten.

7. Mientras tanto, batir los huevos con la crema espesa y la sal en un bol.

8. 9 . Vierta la mezcla de huevos sobre las espinacas.

9. Continúe cocinando los huevos a fuego medio durante 3 minutos.

10. Pasar la frittata al horno. Hornee durante 3

    5 minutos.

11. Sacar la frittata del horno y servir.

Macros

Ingredientes:

- 1 cucharadas de crema batida pesada1 taza de hielo

- 1 cucharada de goma xantana

- 1 taza de café3

- ucharadas de aceite de

- MCT3

Instrucciones:

1. Prepara el café y colócalo en el refrigerador por el tiempo que sea necesario para mantenerlo frío.

2. También puedes hacerlo la noche anterior para que esté listo para la mañana.

3. Añade el café frío y el resto de los ingredientes en una batidora y mézclalos hasta obtener una mezcla espumosa.

4. Viértelo en un vaso y disfruta!

Café Keto

Ingredientes:

- 1 cucharadas de mantequilla

- 1 taza de café

- 1 cucharada de aceite

- MCT3

Instrucciones:

1. Prepare una taza de café usando su método de Instrucciones: preferido.
2. Mezclar a fuego alto durante 30 segundos

Tortilla Francesa

Ingredientes:

- 3 huevos grandes

- 1 yema de huevo grande

- 1 cucharada de crema pesada

- 1 cucharada de perejil
  fresco

- 15 cucharada de mantequilla fresca y en
  cubos

- 7 vs. Sal3   cucharadita de
  pimienta negra

Instrucciones:

1. Combina los huevos, la yema, la crema batida, la sal, la pimienta y el perejil en un tazón y mézclalo hasta que haga espuma.

2. Deje que la mezcla de huevos se asiente durante 15 minutos.

3. Ponga una cucharada de mantequilla en cubos enfriados en la mezcla de huevos. Poner a un lado.

4. Añade 7 cucharadas de mantequilla en una sartén antiadherente de 7 u 9 pulgadas y ponlo a fuego lento.

5. Una vez que la mantequilla esté completamente cubierta con la sartén, vierta la mezcla de huevo.

6. Usando una espátula, revuelva la mezcla de huevos continuamente, lanzándola al fondo y a los lados. ¡La paciencia es la clave!

Pan Keto

Ingredientes:

- 3 cucharadas de crema batida pesada

- 1/3   taza de eritritol3 cucharadas.

- 1 cucharada de mantequilla blanda

- 1 cucharada de

- 1/3   cucharadita de extracto de vainilla

- 5 huevos medianos

- 3   tazas de harina de almendra

- 3   cucharadas

- 1/3   cucharada de harina de coco

- 1/3   taza de arándanos1

- 1/3   cucharadita de polvo de hornear

Instrucciones:

1. En un tazón, agregue los huevos, el extracto de vainilla y el edulcorante.

2. Mezclar durante 1 – 5 minutos hasta que la mezcla parezca espumosa.

3. Añada la crema batida y mezcle de nuevo.

4. En otro tazón, combine la harina de almendras, el polvo de hornear y la harina de coco.

5. Combine los ingredientes húmedos y secos con la licuadora.

6. Añada la mantequilla y continúe mezclando.

7. Añada los arándanos y transfiera la masa a un molde de pan.

8. Hornee durante unos 55 — 55 minutos a 360F o hasta que esté bien cocido.

9. Déjalo enfriar y disfrútalo.

Echuga De Pollo Rellena

Ingredientes:

- 155 g de mozzarella
- 1   manojo de albahaca, picada
- Sal
- pimienta 7 10 g de filete de pechuga de pollo
- 9 55 g de queso cheddar, rallado
- 1 tomate

Instrucciones:

1. Corte el tomate y el mozzarella en rebanadas.

2 Haga cortes a lo ancho en los filetes de echuga de pollo cada 3   cm e inserte alternativamente el tomate y el mozzarella en los cortes.

3 . Engrase un molde para hornear. Agregue la pechuga de pollo y sazone con albahaca, sal y pimienta. Espolvoree encima el queso cheddar.

4 . Precaliente el horno de convección a 200 °C horno normal: 310 °C y hornee la pechuga de pollo durante 5 0 minutos.

Filete De Salmón Con Yogur

Ingredientes:

- 1 cucharada de aceite de olive

- 1 cucharadita de cáscara de limón rallada

- 1   cucharadita de sal

- eneldo

- romero

- tomillo

- 355 g de filete de salmon

- 155 g de yogur cremoso griego

- 1 diente de ajo picado

Instrucciones:

1. Sale el salmón. Engrase una cazuela con aceite de oliva y ponga los filetes en ella.
2. Espolvoree ajo y hierbas sobre el salmón. Precaliente el horno a 200 °C horno de convección: 17 0 °C y hornee el salmón durante 3   0 minutos.
3. Mezcle el yogur con la ralladura de limón y sirva con el salmón.

Panqueques De Salmón Y Queso

Ingredientes:

Para Los Panqueques:

- 9 0 g de queso crema

- 3 huevos

Para El Relleno:

- 9 5 g de salmón ahumado

- 5 0 g de queso crema

Instrucciones:

1. Prepare una masa del queso crema y de los huevos y hornee los panqueques en una sartén antiadherente.

2. Extienda el queso crema sobre los panqueques, coloque el salmón encima y

nrolle todo.

Sartén De Camarones Con Calabacín

Ingredientes:

- 3   55 g de camarones

- 3   calabacitas pequeñas

- 1 diente de ajo picado

- 3   cucharadas de jugo de limón

- 3   cucharadas de aceite de oliva
  5 5 ml de vino blanco

- 1 pizca de hojuelas de chile

- Sal

- pimienta

Instrucciones::

1. Corte los calabacines en espaguetis con el cortador en espiral.
2. Caliente el aceite de oliva en la sartén. Fría en él los camarones y el ajo y sazone con sal y pimienta.
3. En otra sartén lleve a ebullición el vino con el jugo de limón y las hojuelas de chile.
4. Agregue los calabacines y cocine a fuego lento durante 3   minutos.
5. Sirva los calabacines en los platos y agregue los camarones.

Muslos De Pollo Crujientes

Ingredientes:

- 1   cucharadita de pimiento

- 1   cucharadita de cilantro

- 1   cucharadita de pimienta de cayena

- 1   cucharadita de cardamom

- 1 pizca de bicarbonato de sodio

- 1 pizca de pimienta de Jamaica, molida 7
  muslos de pollo

- 3   5 ml de aceite de olive

- 1 cucharadita de sal

- 1 cucharadita de pimentón en polvo

- 1 cucharadita de curry en polvo

- 1 cucharadita de comino

- 1   cucharadita de polvo para hornear

Instrucciones:

1. Mezcle todas las especias con el aceite de oliva.

2. Coloque los muslos de pollo sobre una bandeja para hornear y úntelos con la mezcla de especias.

3. Precaliente el horno de convección a 200 °C horno normal: 320 °C y hornee los muslos de pollo durante 55 minutos.

Albóndigas De Sésamo Con Menta

Ingredientes:

- 1 huevo

- 1 puñado de hojas de menta fresco

- Sal

- Pimiento

- aceite de oliva

- 65 0 g de carne picada mezclada
  10 g de sésamo

Instrucciones:

1. Prepare de todos los ingredientes excepto la menta una masa y forme albóndigas de ella.

2. Caliente el aceite de oliva y fría las albóndigas por ambos lados.

3. Sirva con hojas de menta.

Huevos Revueltos Con Jamón Y Queso

Ingredientes:

- 3   huevos

- Jamón

- Queso

Instrucciones:

1. Picar el jamón y el queso para luego añadirlo al huevo batido y hacer el revoltijo.

Ensalada De Pollo

Ingredientes:

- 1 Tomate

- 1 Aceite de oliva

- 2 Pimienta

- Sal

- 2 Taza pequeña de vinagre

- 2 Filete de pechuga sin hueso

- 2 Perejil

- 3 Lechuga

Instrucciones:

1. Debes cocinar la pechuga a la plancha picada en finas tiras para luego proceder a mezclar con el resto de los ingredientes previamente picados en finos trozos.

Huevos Revueltos Con Jamón Y Queso Crema

Ingredientes:

- Jamón

- Queso crema a gusto

- 3   huevos

Instrucciones:

1. Picar el jamón y el queso crema a gusto para luego añadirlo al huevo batido y hacer el revoltijo.

Sándwich Americano Con Huevo

Ingredientes:

- 3   rodajas de tomate

- 3   5 gramos de Mantequilla

- 3   5 gramos de mayonesa

- 1 unidad de Cortador

- 1 pizca de Sal

- 3 rodajas de pan de molde

- 3   lonchas de jamón de pavo

- 3   láminas de queso mozzarella

- 3   hojas de lechuga

Instrucciones:

1. Cocinar el huevo en un sartén y hacer una tortilla para luego proceder a armar el pan como un sándwich.

Salmón Al Horno

Ingredientes:

- Sal

- Pimienta

- Taza de aceite

- Rodajas de salmón

- Limones

Instrucciones:

1. Sazonar las rodajas de salmón al gusto con todos los ingredientes y luego meter al horno previamente calentado a unos 200 a 310 grados Celsius por 3   0 minutos.

Chips De Aguacate

Ingredientes:

- 1/3   cucharadita de ajo en polvo

- 1/3   cucharadita de condimento italiano

- Sal Kosher

- Pimienta negra recién molida

- 1 aguacate grande y maduro

- 3/5 de taza de parmesano recién rallado

- 1 cucharadita de jugo de limón

Indicaciones

1. Precalentar el horno a 340 grados Fahrenheit.

2. Poner en línea dos hojas grandes de papel de hornear.

3. Triturar el aguacate con un tenedor hasta que esté suave en un tazón de tamaño medio.

4. Añade parmesano, jugo de limón, ajo en polvo y condimento italiano a la mezcla de aguacate triturado. Sazonar con sal y pimienta.

5. Colocar grandes porciones de aguacate en la bandeja de hornear. Dejar unos 5.5 cm de separación entre cada cucharada.

6. Aplanar cada cuchara de manera que tenga unos 5 cm de ancho. Puedes usar la parte de atrás de una cuchara o una taza medidora para hacer esto.

7. Hornear durante unos 30 minutos, o hasta que esté crujiente y dorado.

8. Dejar enfriar y servir a temperatura ambiente.

Helado Keto

Ingredientes:

- 1/5 de taza de edulcorante de confitería.

- 1 cucharadita de extracto de vainilla puro

- Pellizco de sal kosher

- 3 latas de leche de coco

- 3 taza de crema pesada

Indicaciones:

1. Enfriar la leche de coco en la nevera durante al menos tres horas, siendo mejor dejar la leche de coco en la nevera durante la noche.

2. Haz coco batido: Pon la crema de coco en un tazón grande. Dejar el líquido en la lata.

3. Usar una batidora de mano para batir la crema de coco hasta que esté cremosa. Separar.

4. Hacer crema batida: Bate la crema pesada y un tazón grande separado usando una batidora de mano. Bate la crema hasta que se suavice y se forme un pico.

5. Bate el edulcorante y la vainilla en la mezcla de crema batida.

6. Dobla el coco batido en la crema batida.

7. Separa la mezcla a un molde de pan.

8. Congelar el molde de pan durante unas 5 horas, o hasta que esté sólido.

9. Servir y comer una vez que esté sólido.

Guacamole Con Tocino

Ingredientes:

- 1 jalapeño pequeño sin semillas si prefieres menos picante , picado

- 3   cucharadas de cilantro recién picado

- 1/3   cucharadita de comino

- 1/3   cucharadita de chile en polvo

- Sal Kosher

- Pimienta negra recién molida

- 11   lonchas de tocino, cocidas y desmenuzadas

- 3   aguacates, deshuesados, pelados y triturados

- 175 gr. de queso crema, suavizado

- Jugo de 1 lima

- 1 diente de ajo, picado

- 1/5 de cebolla roja, picada

Indicaciones:

1. Cocina el tocino hasta que esté crujiente y se desmenuce. Separar.
2. Combina todos los ingredientes, excepto las lonchas de tocino, en un gran tazón.
3. Mezclar hasta que la mezcla esté casi lisa. Sazonar con sal y pimienta.
4. Pon la mezcla en el refrigerador por unos 30 minutos para que se endurezca un poco.

5. Una vez que la mezcla se haya endurecido, coloque el tocino desmenuzado en un plato grande.
6. Usa un pequeño cucharón para colocar la mezcla de guacamole en el tocino.
7. Pasa la mezcla por encima del tocino para que pueda ser cubierto de tocino.
8. Repita hasta que se use todo el guacamole y el tocino.
9. Guárdalo en el refrigerador.

Aguacate Cremoso Y Tocino Con Ensalada Y Queso De Cabra

Ingredientes:

Ensalada:

- Aguacates 3

- Nueces o nueces tostadas .5 tazas

- Rúcula o espinacas 5 onzas

- Queso de cabra 9 onzas

- Bacon .5 libras

Vendaje:

- Crema de leche 3.5 T

- Sal kosher al gusto

- Pimienta molida fresca al gusto

- Medio limón, jugo

- Mayonesa 5.5 tazas

- Aceite de oliva virgen extra 5.5 tazas

Indicaciones:

1. Cubra un plato para hornear con papel pergamino.
2. Precaliente el horno a 510 grados F.
3. Corte el queso de cabra en rodajas de media pulgada y póngalo en una fuente para hornear. Coloque en una parrilla superior en el horno precalentado hasta que estén doradas.
4. Cocer el tocino hasta que esté crujiente. Picar en trozos

5. Rebanar el aguacate y colocar sobre las verduras. Cubra con trozos de tocino y agregue rondas de queso de cabra.

6. Picar las nueces y espolvorear sobre la ensalada.

7. Para el aderezo, combine el jugo de limón, la mayonesa, el aceite de oliva virgen extra y la crema batida. Mezclar con mesada o licuadora de inmersión.

8. Sazone al gusto con sal kosher y pimienta molida fresca.

Sopa De Pollo Sin Fideos

Ingredientes:

- Cebolla seca picada 1.5 T

- Perejil seco 1.5 t

- Caldo De Pollo 5 tazas

- Sal kosher .5 t

- Pimienta molida fresca 0.3   5 t

- Zanahoria, picada 1

- Pollo, cocinado y cortado en cubitos

- Repollo, rebanado 1 tazas

- Mantequilla 1.3   5 taza

- Apio 1.5 tallo

- Champiñones 3.5 onzas

- Ajo, picado 1.5 diente

Indicaciones:

1. Ponga la olla grande para sopa a fuego medio y derrita la mantequilla.
2. Cortar el apio y los champiñones y agregar, junto con la cebolla seca a la olla.
3. Agregue el perejil, el caldo, la zanahoria, la sal kosher y la pimienta fresca. Remover.
4. Cocine a fuego lento hasta que las verduras estén tiernas.
5. Agregue el pollo cocido y la col en rodajas. Cocine a fuego lento hasta que la col esté tierna, alrededor de 10 a 20   minutos.

Rollos De Queso Y Pavo

Ingredientes:

- 1.5 aguacate

- 3.5 rodajas de pepino

- un cuarto de taza de arándanos

- puñado de almendras

- 3 rebanadas de carne de pavo

- 3 lonchas de queso a su elección

Indicaciones:

1. Usando el queso como pan, haga "rollos de pavo" enrollando la carne de pavo, unas rodajas de aguacate y las rodajas de pepino.

2. Disfrutar, y picar los arándanos y las
   almendras.

Costillas De Res En Una Olla A Cocción Lenta

Ingredientes:

- Aceite de oliva virgen extra 3 .5   T

- Cebolla blanca picada 2

- Ajo 3 dientes

- Caldo de hueso 1 taza

- Aminos De Coco 3.5   T

- Pasta de tomate 3.5   T

- Vino tinto 1,5 tazas

- Costillas cortas deshuesadas o con hueso 3.5 libras

- Sal kosher al gusto

- Pimienta molida fresca al gusto

Indicaciones:

1. En una sartén grande a fuego medio, agregue el aceite de oliva.
2. Sazonar carne con sal y pimienta.
3. Dorar ambos lados.
4. Agregue caldo y costillas doradas a la olla de cocción lenta.
5. Ponga los ingredientes restantes en la sartén.
6. Deje hervir y cocine hasta que las cebollas estén tiernas. A unos 5 minutos.
7. Vierta sobre las costillas.
8. Ajuste de 1 a 5 horas en alta o de 5 a 10 horas en baja.

Muslos De Pollo Con Ajo Y Queso Parmesano

Ingredientes:

- Queso parmesano rallado 2 T

- Dientes de ajo, picados 2 qty

- Sal kosher al gusto

- Pimienta molida fresca al gusto

- Hueso en muslos de pollo 7 .5 qty

- Condimento italiano 1.5 T

Indicaciones:

1. Gire el horno a 600 grados F para precalentar
2. Tire de la piel lejos de la parte superior del muslo para crear un bolsillo.

3. Mezcle el condimento italiano, el queso parmesano rallado, el ajo, 1/9 cucharadita de sal kosher, pimienta molida fresca y escasas gotas de aceite de oliva virgen extra.

4. Divide la mezcla entre los muslos. Frote uniformemente debajo de la piel.

5. En una sartén para horno, caliente el aceite de oliva virgen extra a fuego medio-alto.

6. Coloque los muslos con la piel hacia abajo y deje cocer durante unos 5 minutos. Voltear y cocinar durante 9 a 10 minutos.

7. Transfiera la sartén al horno caliente durante 20 a 30 minutos hasta que esté completamente cocida.

8. Dejar reposar, luego servir.

Receta De Ensalada De Pollo

Ingredientes:

Adobo/Vestido:

- 3   cucharaditas de albahaca seca

- 3   cucharaditas de ajo, picado

- 1 cucharadita de orégano seco

- 1 cucharadita de sal

- pimienta agrietada, al gusto

- 1 libra 55 0 g de filetes de muslo de pollo sin
  piel y deshuesados o pechugas de pollo

- 3   cucharadas de aceite de oliva

- jugo de 1 limón un cuarto de taza de jugo de limón recién exprimido

- 3   cucharadas de agua

- 3   cucharadas de vinagre de vino tinto

- 3   cucharadas de perejil picado fresco

Ensalada:

- 1 aguacate en rodajas

- y un tercio de taza de aceitunas kalamata deshuesadas o aceitunas negras , cortadas en rodajas opcional

- cuñas de limón para servir

- 5 tazas de hojas de lechuga romana o cos , lavadas y secas

- 1 pepino grande cortado en cubos

- 3   tomates roma cortados en cubos

- 1 cebolla roja en rodajas

Instrucciones:

1. mezcle todos los ingredientes de adobo/vestido en una jarra grande. verter la mitad del adobo en un plato grande y poco profundo. refrigerar el adobo restante para usarlo como apósito más tarde.

2. añadir el pollo al adobo en el tazón; marinar el pollo durante 15 a 30 minutos o hasta dos horas en el refrigerador si el tiempo lo permite . mientras espera el pollo, prepare todos los ingredientes de la ensalada y mezcle en una ensaladera grande.

3. Una vez que el pollo esté listo, caliente 1 cucharada de aceite en una sartén o un plato de parrilla a fuego medio-alto. asar el pollo por ambos lados hasta que esté dorado y completamente cocido a través.

4. deje que el pollo descanse durante 5 minutos; rebanada y organizar sobre la ensalada. rocía la ensalada con el aderezo virgen restante. servir con cuñas de limón.

Camarones Con "Grits" De Coliflor Y Rúcula

Ingredientes:

- 1 taza de leche entera

- y media taza de queso de cabra desmenuzado

- sal y pimienta negra recién molida

- rúcula de ajo

- 1 cucharada de aceite de oliva virgen extra

- 3 dientes de ajo, en rodajas finas

- 5 tazas de rúcula para bebés

- sal y pimienta negra recién molida

- camarones picantes

- 1 libra de camarones pelados y desveseados

- 1 cucharada de pimentón

- 3   cucharaditas de ajo en polvo

- y media cucharadita de pimienta de Cayena

- 1 cucharada de aceite de oliva virgen extra

- sal y pimienta negra recién molida

- granos de coliflor

- 1 cucharada de mantequilla sin sal

- 5 tazas de coliflor arrocada

Instrucciones:

1. hacer los camarones picantes: colocar los
   camarones en una bolsa de plástico grande

con cremallera. en un bol pequeño, revuelva el pimentón con el polvo de ajo y cayena para combinar. vierta la mezcla en la bolsa con los camarones y reveste bien hasta que estén recubiertos con las especias. refrigerar mientras haces los granos.

2. hacer la coliflor "grits": en una olla mediana, derretir la mantequilla a fuego medio. añadir el arroz de coliflor y cocinar hasta que libere parte de su humedad, de 3   a 3 minutos.

3. mezcle la mitad de la leche y cocine a fuego lento. continuar cociendo a fuego lento, revolviendo ocasionalmente, hasta que la coliflor absorba parte de la leche, de 7 a 9 minutos.

4. Agregue la leche restante y cocine a fuego lento hasta que la mezcla esté espesa y cremosa, 10 minutos más. mezcle el queso de

cabra y sazone con sal y pimienta. mantener el calor.

5. hacer la rúcula de ajo: en una sartén grande, calentar el aceite de oliva a fuego medio. añadir el ajo y saltear hasta que quede fragante, 1 minuto. añadir la rúcula y saltear hasta que se marchite, de 3 a 5 minutos. sazonar con sal y pimienta, retirar de la sartén y reservar.

6. En la misma sartén, caliente el aceite de oliva a fuego medio. añadir los camarones y saltear hasta que estén completamente cocidos, de 5 a 10 minutos. sazonar con sal y pimienta.

7. para servir, dividir los granos entre cuatro platos y cubrir cada uno con un cuarto de la rúcula y un cuarto de los camarones. servir de inmediato.

Huevos Al Horno Cetogénicos Y Zoodles Con Aguacate

Ingredientes:

- 5 huevos grandes

- escamas de pimiento rojo, para decorar

- albahaca fresca, para decorar

- 3   aguacates, cortados a la mitad y cortados en rodajas finas

- spray antiadherente

- 3 calabacín, en espiral en fideos

- 3   cucharadas de aceite de oliva virgen extra

- sal kosher y pimienta negra recién molida

Instrucciones:

1. 1. precalentar el horno a 400 grados fahrenheit . engrase ligeramente una bandeja para hornear con spray antiadherente.

2. en un tazón grande, mezcle los fideos de calabacín y el aceite de oliva para combinar. sazonar con sal y pimienta. dividir en 5 porciones pares, transferir a la bandeja para hornear y dar forma a cada uno en un nido.

3. rompe suavemente un huevo en el centro de cada nido. hornear hasta que los huevos estén listos, de 5 a 10 minutos. sazonar con sal y pimienta; decorar con hojuelas de pimiento rojo y albahaca. servir junto a las rodajas de aguacate.

Ensalada En Un Tarro

Ingredientes:

- y un cuarto de taza de mayonesa o aceite de oliva

- 1 onza de hojas verdes

- y media cebolada, cortada en rodajas

- 1 zanahoria

- 1 aguacate

- 1 onza de pimientos rojos

- 1 onza de tomates cherry

- 5 onzas de salmón ahumado o pollo asado

Instrucciones:

1. desmenuza o corta las verduras.
2. Primero, coloque los verdes de hoja oscura en la parte inferior del frasco.
3. Añadir cebola, zanahoria, aguacate, pimientos y tomate en capas.
4. Cubra con salmón ahumado o pollo a la parrilla.
5. Agregue mayonesa justo antes de servir.

Keto Ahumado Salmón Y Plato De Aguacate

Ingredientes:

- y media taza de mayonesa

- sal y pimienta

- 7 onzas de salmón ahumado

- 3   aguacates

Instrucciones:

1. Divida el aguacate por la mitad, retire el hoyo y saque las piezas de aguacate con una cuchara. colocar en un plato.

2. Agregue salmón y una sudacida salsa de mayonesa al plato.

3. cubra con pimienta negra recién molida y un poco de sal marina.

Ensalada Antipasto

Ingredientes:

- 1 onza de tomates secados al sol en aceite, colados y picados

- 1 onza de aceitunas, enteras y deshuesadas, o cortadas en rodajas

- y una tercera taza de albahaca fresca

- 1 ají rojo, finamente picado

- y media cucharada de sal marina

- 5 cucharadas de aceite de oliva

- Lechuga romana de 10 onzas, picada en trozos

- 3   cucharadas de perejil fresco, picado

- 5 onzas de queso mozzarella fresco, en rodajas pequeñas

- 3 onzas de jamón de parma, "proscuitto", cortado en rodajas finas

- Salami de 3 onzas, en rodajas finas

- 5 onzas de alcachofas enlatadas en agua, escurridas y descuartizadas

- 3 onzas de pimientos rojos asados enlatados, escurridos

Instrucciones:

1. cortar o rasgar la lechuga en trozos más pequeños. distribuirlo en platos o en un plato grande. añadir el perejil.

1. coloca los ingredientes antipasto en la parte superior.

2. En un mortero o tazón pequeño, agregue la albahaca, el chile finamente picado y la sal. aplastar con una cuchara de madera o utilizar el mortero y el pestillo. espolvorea sobre la ensalada y rocía con aceite de oliva.

Placa De Keto Italiana

Ingredientes:

- y una tercera taza de aceite de oliva

- 10 aceitunas verdes

- sal y pimienta

- 7 oz de queso mozzarella fresco

- Prosciutto de 7 onzas, en rodajas

- 3   tomates

Instrucciones:

1. poner tomates, prosciutto, queso y aceitunas en un plato.
2. servir con aceite de oliva y sazonar con sal y pimienta al gusto.

Ceto De Pollo Y Plato De Queso Feta

Ingredientes:

- 3   oz. de lechuga

- 10 aceitunas negras

- y una tercera taza de aceite de oliva

- sal y pimienta

- Pollo asado de 1 libra

- 7 oz de queso feta

- 3   tomates

Instrucciones:

1. Cortar los tomates y ponerlos en un plato junto con pollo, queso feta, lechuga y aceitunas.
2. sazonar con sal y pimienta al gusto. servir con aceite de oliva.

Aguacates Rellenos De Salmón Keto

Ingredientes:

- y tres cuartos de taza de crema de crema o crema agria o mayonesa

- sal y pimienta

- 3   cucharadas de jugo de limón opcional

- 3   aguacates

- 7 onzas de salmón ahumado

Instrucciones:

1. Corte los aguacates por la mitad y retire el pozo.
2. coloque una dollop de crema fraiche o mayonesa en el hueco del aguacate y agregue salmón ahumado en la parte superior.

3. sazonar al gusto con sal y un jugo de limón exprimir para un sabor extra y para evitar que el aguacate se vuelva marrón .

Bollos Mantecosos

Ingredientes:

- y un cuarto de taza de leche de anacardo sin endulzar o crema pesada

- 1 huevo grande

- semillas raspadas de 1 haba de vainilla aproximadamente 9 pulgadas de largo , o 1 cucharadita de extracto de vainilla

- 1 cucharadita de canela molida

- 3   tazas de harina de almendra blanqueada

- y media taza de edulcorante al estilo de los confiteros o cantidad equivalente de edulcorante líquido o en polvo

- 1 cucharadita de polvo de hornear

- y media cucharadita de sal marina fina

- 7 cucharadas tres cuartos de palo
  mantequilla sin sal, congelada

Instrucciones:

1. precalentar el horno a 510 grados fahrenheit .
   forrar una bandeja para hornear con papel
   pergamino.

1. En un tazón mediano, mezcle la harina de
   almendras, el edulcorante en polvo si se usa
   en polvo , el polvo de hornear y la sal. corta la
   mantequilla en cuadrados de media pulgada y
   media pulgada, luego usa los dedos para
   trabajar la mantequilla en los ingredientes
   secos. cuando haya terminado, la mezcla
   todavía debe tener trozos de mantequilla.

2. En un tazón pequeño, batir la leche de anacardo, el huevo y el edulcorante líquido si se usa líquido hasta que se mezclen. usando un tenedor, revuelva la mezcla de leche y huevo en la mezcla de harina hasta que se formen grandes grumos. utilizar las manos para presionar la masa contra el lado del tazón, formando 9.5 bolas.

3. coloque las bolas de masa en la bandeja para hornear preparada, espaciándolas a unas 3 pulgadas de distancia. hornear hasta que estén dorados, de 10 a 15 minutos. dejar enfriar la sartén durante al menos 5 minutos. servir caliente o a temperatura ambiente.

4. Guarde los extras en un recipiente hermético en el refrigerador durante un máximo de 3 días. recalentar en una bandeja para hornear en un horno precalentado de 400   grados

fahrenheit durante 5 minutos o hasta que se
caliente.

Budín De Pan Rollo De Canela

Ingredientes:

- 1 cucharadita de canela molida

- y media cucharadita de sal marina fina

- Esmalte

- 1 taza 3   palitos de mantequilla sin sal o aceite de coco si no lácteos , ablandado

- y media taza de té de canela fuerte o leche de anacardo o leche de cáñamo sin endulzar , calentado

- y tres cuartos de taza de edulcorante al estilo de los confiteros o cantidad equivalente de edulcorante líquido o en polvo

- 1 cucharadita de canela molida

- y media taza de proteína de luz de huevo de vainilla en polvo o proteína de carne de res en polvo

- y media taza de dulces de confitería estilo edulcorante o cantidad equivalente de stevia en polvo o eritritol

- 13 claras de huevo grandes

- 3 cucharaditas de crema de sarro

- 1 cucharadita de extracto de vainilla

- 3 cucharaditas de canela molida

- 1 taza de leche de anacardo o leche de almendras sin endulzar o leche de coco con grasa completa si no incluye nueces

- y media taza de crema pesada o leche de coco con grasa completa si no incluye lácteos

- 3 huevos grandes

- y dos tercios de taza de edulcorante al estilo de los confiteros o cantidad equivalente de edulcorante líquido o en polvo

- semillas raspadas de 1 haba de vainilla aproximadamente 9 pulgadas de largo , o 1 cucharadita de extracto de vainilla

Instrucciones:

1. para hacer el pan, precalentar el horno a 400 grados fahrenheit . engrasar un molde para hornear de 10 a 15 pulgadas.

2. tamizar la proteína en polvo y el edulcorante y reservar. en un tazón limpio grande, batir las

claras de huevo hasta que estén espumosas guardar las yemas para hacer helado . añadir la crema de sarro y seguir latiendo hasta que los blancos estén muy rígidos cuando estén lo suficientemente rígidos, usted será capaz de girar el tazón al revés y los blancos no se caerán . añadir la vainilla, luego doblar rápidamente la mezcla de proteína en polvo y la canela.

3. Vierta la masa en el plato de hornear preparado. hornear durante 5 0 minutos, hasta que se doren. dejar enfriar completamente, preferiblemente en el refrigerador durante la noche. cuando esté completamente fresco, corte el pan en cubos de 1 pulgada y colóquelos en un tazón grande.

4. para hacer el budín de pan, precalentar el horno a400   grados fahrenheit . engrasar

un molde para hornear de 5 a 10 pulgadas. cubrir los cubos de pan con la leche de anacardo y la crema; Reservar. en otro tazón, combine los huevos, el edulcorante, la vainilla, la canela y la sal; mezclar bien. vierta la mezcla de huevo sobre el pan empapado y revuelva para combinar. vierta la mezcla en el plato de hornear preparado. hornear durante 30 a 5 0 minutos, hasta que esté listo. dejar enfriar en la sartén.

5. Para hacer el esmalte, coloque todos los ingredientes en una licuadora o procesador de alimentos y procese hasta que quede suave. una vez que el budín de pan esté fresco, córtalo en 13 trozos y vierte alrededor de 3 cucharadas de esmalte sobre cada pieza. Nota: el esmalte se separará si se sienta y se

calienta demasiado. si eso sucede, puré el esmalte de nuevo hasta que quede suave.

6. Guarde los extras en un recipiente hermético en el refrigerador durante un máximo de 3 días. Recalentar en una bandeja para hornear con bordes en un horno precalentado de 400 grados fahrenheit durante 5 minutos o hasta que se caliente.

Muffins De Calabaza De Queso Crema

Ingredientes:

- y media taza de edulcorante al estilo de los confiteros o cantidad equivalente de edulcorante líquido o en polvo

- 3 huevos grandes

- 1 taza de puré de calabaza fresco o enlatado

- relleno de queso crema

- 1 9 onzas de queso crema kite hill brand cream cheese style spread if dairy-free , suavizado

- y un cuarto de taza de edulcorante al estilo de los confiteros o una cantidad equivalente de edulcorante líquido o en polvo

- 1 yema de huevo grande

- 3 cucharaditas de extracto de vainilla

- 1 taza y media de harina de almendra blanqueada

- y media cucharadita de bicarbonato de sodio

- y un cuarto de cucharadita de sal marina fina

- 1 cucharadita de canela molida

- y media cucharadita de nuez moscada molida

- y un cuarto de cucharadita de jengibre molido

- y una octava cucharadita de clavo de olor molido

- 3 cucharadas de mantequilla sin sal o aceite de coco si está libre de lácteos , ablandada

Instrucciones:

1. precalentar el horno a 370 grados fahrenheit . engrasar o colocar revestimientos de papel en 7 pozos de una bandeja para muffins de tamaño estándar.

2. En un tazón grande, revuelva la harina de almendras, el bicarbonato de sodio, la sal y las especias hasta que estén bien combinados. en otro tazón, mezcle la mantequilla, el edulcorante, los huevos y la calabaza hasta que quede suave. remover los ingredientes húmedos en seco. cuchara la masa en las tazas de magdalenas preparadas, llenando cada una alrededor de dos tercios de lleno.

3. Para hacer el relleno, usando una batidora de mano, batir el queso crema en un tazón de tamaño mediano hasta que quede suave.

añadir el edulcorante, la yema de huevo y la vainilla y batir hasta que estén bien combinados. cubra cada muffin con aproximadamente 1 cucharada de relleno de queso crema y use un palillo de dientes para remolino en la masa.

4. Hornee los muffins durante 30 a 5 0 minutos, hasta que un palillo insertado en el centro de un muffin salga limpio. dejar enfriar antes de retirar de la sartén. almacenar los extras en un recipiente hermético en el refrigerador durante un máximo de 3 días. recalentar en una bandeja para hornear en un horno precalentado de400   grados fahrenheit durante 5 minutos o hasta que se caliente.

Kringle De La Abuela Suzie

Ingredientes:

- y un cuarto de taza de edulcorante al estilo de los confiteros o una cantidad equivalente de edulcorante líquido o en polvo

- 1 yema de huevo grande

- Esmalte

- y un cuarto de taza de edulcorante al estilo de los confiteros o cantidad equivalente de stevia en polvo o eritritol

- 1 a 3 cucharadas de leche de anacardo sin endulzar o crema pesada

- guarnición opcional

- almendras trituradas

- 1 y tres cuartos de taza de queso mozzarella rallado

- 1 onza de queso crema

- y tres cuartos de taza de harina de almendra blanqueada

- 1 huevo grande, batido

- y una octava cucharadita de sal marina fina

- relleno de canela

- 3 cucharadas de mantequilla sin sal derretidas

- 3 cucharadas de edulcorante al estilo de confitería o cantidad equivalente de edulcorante líquido o en polvo

- 3 cucharadas de canela molida

- relleno de queso crema

- 1 paquete de queso crema 9 onzas ,
  ablandado

Instrucciones:

1. precalentar el horno a 510 grados fahrenheit .

2. 3   para hacer la masa, coloque la mozzarella
   y el queso crema en un tazón apto para
   microondas y el microondas durante 1 a 3
   minutos, hasta que el queso se derrita por
   completo. remover bien.

3. Al tazón, agregue la harina de almendras, el
   huevo y la sal y combine bien con una
   batidora de mano. usar las manos y trabajar
   como una masa tradicional, amasando
   durante unos 3 minutos. nota: si la masa es

demasiado pegajosa, enfríe en el refrigerador durante una hora o durante la noche.

4. Engrase un trozo de papel pergamino de 15 pulgadas de largo y colóquelo en una piedra de pizza o una bandeja para hornear, pero una piedra de pizza horneará mejor la parte inferior del kringle . coloque la masa en el pergamino engrasado y use un rodillo o las manos para formarla en un óvalo grande, alrededor de 13   pulgadas por 9 pulgadas. colocar el óvalo de modo que uno de los lados cortos está orientado hacia usted.

5. para hacer el relleno de canela, coloque la mantequilla derretida, el edulcorante y la canela en un tazón pequeño y use un tenedor para combinar bien. colocar esta mezcla encima de la masa y extenderla, cubriendo la

mayor parte de la superficie de la masa como sea posible.

6. para hacer el relleno de queso crema, coloque el queso crema ablandado, edulcorante y yema de huevo en un tazón y mezcle bien para combinar. comenzando 3 pulgadas desde la parte superior del óvalo de la masa y trabajando su camino hacia usted, verter esta mezcla por el medio del óvalo, terminando 3 pulgadas desde el borde más cercano a usted. ahora extiende el relleno en una forma ovalada, dejando 1 pulgada y media a lo largo de los bordes izquierdo y derecho expuestos.

7. corte 1 y media pulgada de largo, tres cuartos de ancho aletas a lo largo de los lados largos de la kringle, cortando sólo en la parte que no tiene ningún relleno de queso crema en él. doblar los extremos superior e inferior, en la

parte superior del relleno de queso crema. entonces, comenzando en la parte superior del óvalo, doblar la solapa derecha sobre el relleno de queso crema, a continuación, la solapa izquierda; continúe doblando las solapas sobre el relleno hasta que todo el kringle esté envuelto y se haga un kringle similar a una cremallera. parte del queso crema estará expuesto.

8. Coloque la piedra de pizza con el kringle en el horno para hornear durante 15 minutos o hasta que la kringle esté dorada y la masa esté completamente cocida. retirar del horno y dejar enfriar la piedra durante 10 minutos.

9. Mientras tanto, haz el esmalte: coloca el edulcorante en un tazón pequeño y agrega suficiente leche de anacardo para hacer un esmalte fino. si se vuelve demasiado delgado,

añadir una cucharada de edulcorante, y si todavía es demasiado grueso, añadir otro toque de leche.

10. Una vez que el kringle esté fresco, rocíe el esmalte sobre él y espolvoree con almendras trituradas, si lo desea. almacenar los extras en un recipiente hermético en el refrigerador durante un máximo de 3 días. recalentar en una bandeja para hornear en un horno precalentado de 400 grados fahrenheit durante 5 minutos o hasta que se caliente.

Pastel De Café Crema Agria Con Glaseado De Mantequilla Dorada

Ingredientes:

- y tres cuartos de taza 1 y medio palitos mantequilla sin sal o aceite de coco

- y un cuarto de taza de edulcorante al estilo de los confiteros o una cantidad equivalente de edulcorante líquido o en polvo

- esmalte de queso crema

- 1 paquete de queso crema 9 onzas , ablandado

- y un cuarto de taza de leche de anacardo sin endulzar

- y un cuarto de taza de edulcorante al estilo de los confiteros o una cantidad equivalente de edulcorante líquido o en polvo

- semillas raspadas de 1 haba de vainilla aproximadamente 9 pulgadas de largo , o 1 cucharadita de extracto de vainilla

- tuercas picadas de elección, para decorar opcional 1 taza de harina de coco, o 5 tazas de harina de almendra blanqueada

- 1 cucharada de canela molida

- 3 cucharaditas de polvo de hornear

- 1 cucharadita de sal marina fina

- y tres cuartos de taza 1 y medio palitos mantequilla sin sal o aceite de coco, suavizado

- 1 taza y media de edulcorante al estilo de los confiteros o cantidad equivalente de edulcorante líquido o en polvo

- 1 cucharadita y media de extracto de vainilla

- 9 huevos grandes 5 huevos si se usa harina de almendras

- 1 taza y media de crema agria

- y media taza de edulcorante al estilo de los confiteros o cantidad equivalente de edulcorante líquido o en polvo

- 7 cucharadas palo de tres cuartos de mantequilla sin sal o aceite de coco

- 1 cucharada de canela molida

- 1 cucharadita de extracto de vainilla

- esmalte de mantequilla marrón

Instrucciones:

1. precalentar el horno a 400 grados fahrenheit
   . engrasar una sartén de 9 tazas.
2. para hacer la masa del pastel, revuelva la
   harina de coco, la canela, el polvo de hornear
   y la sal en un tazón mediano; Reservar. en un
   tazón grande, usando una batidora de mano,
   batir la mantequilla ablandada, el edulcorante
   y la vainilla hasta que estén ligeras y
   esponjosas. añadir los huevos uno a la vez,
   batiendo durante al menos 1 minuto después
   de cada adición. batir en la mezcla de harina
   alternativamente con la crema agria. verter la
   mitad de la masa en la sartén preparada.
3. Para hacer el relleno de canela, coloque el
   edulcorante, la mantequilla derretida, la

canela y la vainilla en un bol pequeño y revuelva bien para combinar. verter el relleno uniformemente sobre la masa en la sartén, usando un cuchillo para girarlo en la masa. verter el resto de la masa en la sartén.

4. hornee durante 5 0 a 5 5 minutos, hasta que un palillo insertado en el centro de la torta salga limpio. dejar enfriar en la sartén durante 10 minutos, luego girarlo en una rejilla de alambre para enfriar completamente.

5. Mientras tanto, haz el glaseado de mantequilla dorada: coloca la mantequilla en una cacerola a fuego medio-alto y cocina, batiendo constantemente, hasta que aparezcan manchas marrones ¡pero no negras! . mantener el calentamiento y el batir; la mantequilla espumará y luego se asentará. retire la sartén del fuego. si usa aceite de

coco, simplemente caliente el aceite en la sartén hasta que se derrita. añadir el edulcorante y batir hasta que quede suave. poner en el refrigerador para enfriar durante 5 a 9 minutos.

6. Una vez que el esmalte de mantequilla dorada se haya enfriado y espesado un poco, vierta sobre el pastel enfriado y coloque el pastel en el refrigerador para ajustar el esmalte, alrededor de 9 minutos.

7. Mientras tanto, haz el glaseado de queso crema: usando la batidora de mano, bate el queso crema suavizado, la leche de anacardo y el edulcorante en un tazón mediano. añadir la vainilla y remover bien; probar y añadir más edulcorante, si se desea.

8. Retire el pastel de la nevera. rocía el glaseado de queso crema sobre el pastel y decora con

nueces picadas, si lo desea. almacenar los

extras en un recipiente hermético en el

refrigerador durante un máximo de 3 días.

Bruschetta De Alcachofa

Ingredientes:

- y medio pimiento rojo, finamente picado

- y un cuarto de taza de aceite de oliva virgen extra

- 3 cucharadas de albahaca fresca picada

- 3 cucharadas de cebollas rojas finamente picadas

- 15 onzas puede corazones de alcachofa, escurridos y picados

- 3 dientes de ajo picados

- 1 cucharadita de sal marina

- y media cucharadita de pimienta negra recién molida

- 1 cucharada de alcaparras drenadas

Instrucciones:

1. Mezcle los corazones de alcachofa, el ajo, la sal marina y la pimienta negra en un tazón grande; agregue el pimiento rojo, el aceite de oliva, la albahaca y la cebolla y revuelva bien. mezcla de alcachofa superior con alcaparras.

Plato De Jamón Y Embutidos

Ingredientes:

- Aceitunas Kalamata   10 qty

- Espinacas Baby   1 onza

- Mayonesa   .5 taza

- Hojas frescas de albahaca   10 qty

- Jamón, rebanado fino   9 onzas

- Queso Brie   5 onzas

- Anchoas   3 /3 onzas

- Pesto verde   3 T

Instrucciones:

1.   Coloque los Ingredientes: en un plato con una porción de mayonesa.

Pila De Desayuno Cetogénica

Ingredientes:

- 1 huevo, batido   omitir para AIP

- 1 cucharadita   5.5 g   de sal

- 1 de cucharadita de pimienta negra   omitir para AIP

- 3 champiñones planos grandes   como portobello

- 1 aguacate en rodajas

- 5.5   rebanadas de tocino   use tocino compatible con AIP si se queda AIP

- 120 g   1 lb   de carne de cerdo molida

- 1 lb   120g   carne picada de pollo

- 3 cucharaditas 3 .5 g de condimento
  italiano

Instrucciones:

1 Cocina el tocino hasta que esté crujiente. Deja
   la grasa en la sartén.
2 Mezcle la carne de cerdo molida, el pollo, el
   condimento italiano, el huevo, la sal y la
   pimienta en un tazón y forme 5   empanadas
   finas.
3 Fríe las hamburguesas en la grasa de tocino.
4 Luego, sofríe los champiñones.
5 Arme su pila de desayuno cetogénico con los
   champiñones en la parte inferior, luego 3
   hamburguesas finas, luego 3 rebanadas de
   aguacate y cúbralas con las rebanadas de
   tocino. Sirve con el resto de las rodajas de
   aguacate.

Ensalada De Pollo Y Coliflor "Cuscús"

Ingredientes:

- 1 cucharada de jugo de limón

- 3 cucharadas de aceite de oliva

- 1 taza de perejil fresco, finamente picado

- 5   cebollas verdes, finamente picadas

- 3 cucharaditas de ajo en polvo

- 3 cucharaditas de comino en polvo

- Sal y pimienta al gusto

- 1 libra de pechuga de pollo, cortada en cubitos pequeños y frita en aceite de oliva y sal

- 1 coliflor pequeña, cortada en floretes y comida procesada en trozos pequeños

- 1 pepino, cortado en cubitos pequeños

- 1 pimiento rojo, cortado en cubitos pequeños

Instrucciones:

1   Mezcle todos los Ingredientes:

Salteado Fácil De Calabacín Con Ajo Y Cilantro

Ingredientes:

- 3 dientes de ajo, picados o picados

- 3 cucharadas de salsa tamari sin gluten use aminoácidos de coco para AIP

- Aceite de aguacate para cocinar o aceite de coco o aceite de oliva

- 10 oz 310 g carne de res, cortado en 1 a 2 tiras pulgadas contra el grano si puede

- 1 calabacín, cortado en aprox. 310 g. 1 a 2 pulgadas tiras largas y delgadas

- 1 taza de cilantro picado

Instrucciones:

1 Coloque 3 cucharadas de aceite de aguacate en una sartén a fuego alto.

2 Agrega las tiras de ternera a la sartén y sofríe durante unos minutos a fuego alto.

3 Cuando la carne esté dorada, agregue las tiras de calabacín y siga salteando.

4 Cuando el calabacín esté suave, agregue la salsa tamari, el ajo y el cilantro.

5 Saltee por unos minutos más y sirva inmediatamente.

Café Cetogénico – Espumoso

Ingredientes:

- 1 cucharada   25 ml   de ghee

- 3 cucharadas   35 ml   de leche de coco o almendras sin azúcar

- 1 taza   3 55 ml   de café negro

- 1 cucharada   7 .5ml   de aceite de coco

Instrucciones:

1   Mezcla muy bien.

Keto Chicken Hash Con Salsa De Coco Dijon

Ingredientes:

- 1 puerro   95 g , en rodajas

- 5   cucharadas de aceite de coco   7   5 ml , para cocinar con

- Sal y pimienta al gusto

- Salsa de coco Dijon

- 5   pechugas de pollo   9   10 g , cortadas en rodajas pequeñas

- 1 cebolla mediana   120 g , en rodajas

- 3 zanahorias   110 g , ralladas

Instrucciones:

1. Agregue la pechuga de pollo en cubitos al aceite de coco y saltee hasta que esté cocida. Condimente con sal y pimienta al gusto.
2. Agregue más aceite de coco a la sartén si es necesario y cocine las verduras hasta que estén tiernas. Agregue los trozos de pollo nuevamente.
3. Sirve con la salsa Dijon de coco.

Estofado Fácil De Cerdo Y Repollo En Una Olla

Ingredientes:

- 1 cebolla o puerro picado
- Un trozo grande de jengibre fresco, picado en rodajas grandes.
- 1 cucharada de vinagre de sidra de manzana
- Sal al gusto
- Aceite de coco para cocinar el cerdo
- 5 55 g 1 libra de paleta, lomo o lomo de cerdo deshuesado, en cubos
- 3 tazas de agua fría
- 1 repollo picado

Instrucciones:

1. 1.Coloque 3 cucharadas de aceite de coco en una olla grande.
2. .Agregue la carne de cerdo en cubos y saltee a fuego alto hasta que la carne de cerdo esté casi cocida.
3. 3.Agregue el puerro picado, el repollo, el jengibre, el vinagre de sidra de manzana, 3 cucharaditas de sal y las 3 tazas de agua fría.
4. .Coloque la tapa en la olla y cocine a fuego medio durante 3 horas. Verifique regularmente para asegurarse de que el agua no se agote; si lo hace, agregue un poco más.
5. 5.Agrega sal al gusto y sirve. Puede elegir las rodajas de jengibre o comerlas para obtener una nutrición adicional.

Café Keto Tradicional

Ingredientes:

- 1 cucharadita 3 .5 ml de aceite MCT
  ¡agregue más una vez que sepa que puede
  manejarlo!

- 1 cucharada 25 ml de ghee

- 1 taza 3 5 5 ml de café negro

Instrucciones:

1. Paso 1: Agrega todos los Ingredientes: a una
   licuadora. Alternativamente, puede agregar
   todo a una taza y usar un espumador de leche
   para mezclarlo.
2. Paso 3 : Mezclar muy bien para que se forme
   espuma. 3. Paso 3: ¡Disfrutar!

Ensalada César Con Tocino Y Aguacate Keto

Ingredientes:

- 1 de cebolla mediana 40 g , en rodajas finas

- 1 aguacate grande 3 10 g , en rodajas

- Para el aderezo César

- 1 taza de mayonesa 7 5 ml

- 1 cucharada de jugo de limón 25 ml

- 1 cucharadita de mostaza de Dijon 5.5 ml

- 1 cucharadita de ajo en polvo 40 g

- Sal y pimienta al gusto

- 5 rebanadas de tocino 115 g , cortadas en cubitos

- 1 cabeza de lechuga romana   3 10 g , picada

- 1 pepino   120 g , en rodajas finas

Instrucciones:

1. Agregue el tocino a una sartén antiadherente grande a fuego medio-alto y saltee hasta que esté crujiente, aproximadamente 10 minutos. Retire el tocino de la sartén con una espumadera y colóquelo en un plato forrado con papel toalla para que se enfríe.
2. En un tazón pequeño, bata para combinar la mayonesa, el jugo de limón, la mostaza y el ajo en polvo. Condimente con sal y pimienta al gusto.
3. Mezcle el aderezo César restante con las hojas de lechuga romana. Agregue el pepino y la cebolla al tazón y mezcle para combinar.
4. Divida la ensalada en 3 platos y cubra cada ensalada con cantidades iguales de tocino cocido y aguacate en rodajas.

Cazuela De Pollo Con Champiñones Y Col Rizada

Ingredientes:

- 1 cebolla mediana   120 g , pelada y en rodajas finas
- 3 dientes de ajo   9.5 g , pelados y picados
- 3 cucharadas de romero fresco   7 .5 g , picado
- 30 champiñones blancos   310 g , cortados por la mitad
- 3 oz de col rizada   60 g
- Sal y pimienta negra recién molida
- Ramitas de romero adicionales para decorar opcional

- 5   cucharadas de aceite de aguacate   35 ml ,
  para cocinar con

- 9   muslos de pollo   con piel   1,3 kg

Instrucciones:

1. Precalienta el horno a 360 ° F   19 0 ° C .
2. .Agregue aceite de aguacate a una sartén y
   dore los muslos de pollo con la piel hacia
   abajo hasta que estén dorados y crujientes,
   luego voltee los muslos y cocine el otro lado
   durante uno o dos minutos.
3. El pollo no está cocido en este momento, pero
   se terminará en el horno. Retirar con cuidado
   de la sartén y colocar en una fuente para asar.
4. Usando el aceite sobrante en la sartén, cocine
   las cebollas en rodajas, el ajo y el romero y
   cocine a fuego lento-moderado para ablandar
   las cebollas por completo. Sube el fuego y
   sigue cocinando las cebollas unos minutos
   más hasta que se pongan atascos. Agrega los

champiñones a la sartén durante unos minutos.

5. Coloque los champiñones y la cebolla confitada en la bandeja para asar alrededor de los trozos de pollo y coloque el plato en el horno durante 35 minutos.

6. Mientras tanto, echa la col rizada en un poco más de aceite de oliva.

7. Después de 35 minutos, aumente la temperatura del horno a 5 10 F 3 00 C y retire la bandeja del horno mientras se calienta. Esparce la col rizada aceitada dentro y alrededor del plato, luego devuelve el plato al horno por 5 minutos más. 9 .Sazone con sal y pimienta negra recién molida, así como ramitas de romero adicionales, luego sirva en la mesa para que todos se sirvan.

Muffins De Chocolate Y Avellanas

Ingredientes:

- 1 de cucharadita de clavo

- 1 taza   110 g   de avellanas picadas

- Edulcorante bajo en carbohidratos a elección, al gusto

- Una pizca de sal

- 1 cucharadita 9   g   de bicarbonato de sodio

- 9   0 g   3 oz   de chocolate negro 100%, partido en trozos

- 3 tazas   380 g   de harina de almendras

- 1 taza   140 ml   de aceite de coco derretido

- 5   huevos grandes, batidos

- 1 cucharadita de nuez moscada

Instrucciones:

1. Precaliente el horno a 360 F   175 C .
2. Mezcle la harina de almendras, el aceite de coco, los huevos, la nuez moscada, el clavo, las avellanas picadas, el edulcorante, la sal y el bicarbonato de sodio.
3. Vierta la mezcla en 15 moldes para muffins forrados o engrasados.
4. Coloque trozos de chocolate en la parte superior de cada muffin, presionándolos hacia abajo en la masa / mezcla.
5. Hornea de 20 a 35 minutos para que un palillo salga limpio cuando lo insertes en un muffin.

CPSIA information can be obtained
at www.ICGtesting.com
Printed in the USA
BVHW070859150321
602550BV00010B/1090